AF457998

Dr Georges MAILLEFER
Ancien Interne suppléant des Hôpitaux de Lyon

LE Triangle Radioscopique de la Pneumonie

Imp. Jeannin. Trévoux.
1910

LE TRIANGLE RADIOSCOPIQUE DE LA PNEUMONIE

Dr Georges MAILLEFER
Ancien Interne suppléant des Hôpitaux de Lyon

LE Triangle Radioscopique de la Pneumonie

Imp. Jeannin. Trévoux.
1910

A MON PÈRE

A MA MÈRE

A MES PARENTS

A MES AMIS

A MON PRÉSIDENT DE THÈSE

MONSIEUR LE PROFESSEUR E. WEILL

Professeur de Clinique infantile

Médecin des Hôpitaux

A MES MAITRES DANS LES HOPITAUX

Monsieur le Docteur ROCHET, Professeur adjoint à la Faculté, Chirurgien des Hôpitaux.

Monsieur le Professeur PONCET, Professeur de Clinique Chirurgicale.

Monsieur le Docteur VIGNARD, Chirurgien des Hôpitaux.

Monsieur le Docteur COMMANDEUR, Professeur agrégé à la Faculté.

Monsieur le Docteur VALLAS, Professeur adjoint à la Faculté, Chirurgien des Hôpitaux.

Monsieur le Professeur WEILL, Professeur de Clinique Médicale infantile, Médecin des Hôpitaux.

Nous sommes heureux de pouvoir remercier ici tous ceux qui furent nos Maîtres dans les Hôpitaux et à la Faculté.

Nos remerciements iront tout particulièrement à M. le Professeur Weill, qui nous a accueilli, pendant un semestre, dans son service, avec une bienveillance dont nous lui sommes reconnaissant ; il a bien voulu aussi nous faire l'honneur de présider notre thèse, que nous avons élaborée dans son service.

Monsieur le Docteur Mouriquand, Chef de Clinique Médicale Infantile, nous a indiqué le sujet de notre travail : nous lui adressons l'expression de notre sincère gratitude.

Nous voudrions aussi, mieux que par des mots, exprimer toute notre reconnaissance à Monsieur le Professeur Jules Courmont, à MM. les Docteurs Bériel, Médecin des Hôpitaux ; Etienne Martin, Professeur agrégé à la Faculté ; Lesieur, Professeur agrégé à la Faculté, Médecin des Hôpitaux, et Thévenot, Professeur agrégé à la Faculté, qui nous ont montré, plus d'une fois, tout le bienveillant intérêt qu'ils prenaient à nos études.

Que nos remerciements aillent aussi à MM. les Docteurs A. Bérard, Chef de Clinique Médicale Infantile, Gabourd et Arnaud, anciens Internes des

Hôpitaux, qui nous ont préparé à l'externat et à l'internat, et sont restés pour nous des amis.

Enfin, parmi tous les camarades qui nous ont manifesté leur sympathie et qui peuvent être assurés de la nôtre ; il en est quelques-uns, dont l'amitié particulièrement sincère, est venue bien souvent nous apporter un réconfort moral : nous tenons à leur renouveler ici le témoignage de notre entière affection.

Introduction.

Sous le nom de « triangle radioscopique de la pneumonie », nous avons l'intention de faire l'étude d'un signe qui n'avait pas été signalé, au cours de la pneumonie, avant la description de nos maîtres, MM. Weill et Mouriquand (1).

Les observations qui ont servi de base à cette étude, et que nous publions résumées, ont été recueillies à la Clinique du professeur Weill et, par suite, se rapportent uniquement à des cas de pneumonie observés chez l'enfant. Il n'en faut pas conclure que l'image triangulaire n'existe pas dans la pneumonie de l'adulte ; M. Mollard et M. Destot, en effet, l'ont observée dans plusieurs cas de pneumonie à résolution lente, vers la fin de la maladie ; et si, dans ces mêmes cas, le triangle n'a pas été vu plus tôt, pendant la période d'état, par exemple, comme

---

(1) *Bulletin* de la Société de Pédiatrie (février 1910). Le triangle axillaire de la pneumonie infantile.

chez l'enfant, cela tient à la difficulté où l'on se trouve à ce moment de transporter le malade adulte devant l'écran radioscopique.

Chez l'enfant, il n'en est pas de même, et la radioscopie, systématiquement pratiquée dans de nombreux cas de pneumonie infantile, a pu déceler l'image triangulaire chez la grande majorité des malades, soit avant, soit après la défervescence, bien souvent avant et après. Ainsi, pour donner des chiffres, sur 34 observations de pneumonies radioscopées, le triangle est constaté 22 fois, ce qui correspond aux 2/3 des cas. Et si l'on veut bien tenir compte, dans les 12 observations où le triangle n'a pas été vu, soit de l'arrivée trop tardive de l'enfant à l'hôpital, soit de ce fait que les examens radioscopiques, pour une raison quelconque, n'ont pu être suffisamment renouvelés, on est obligé d'admettre que la proportion doit être plus considérable encore, si l'image triangulaire n'existe pas dans tous les cas.

Une telle fréquence mérite donc à ce symptôme une place de premier ordre dans l'étude clinique de la pneumonie.

CHAPITRE I

Le triangle. — Variétés de situation et d'aspect.

Avant d'entrer dans le détail, nous donnerons une définition générale du triangle en disant : c'est l'image radioscopique qui indique la localisation sur le poumon de l'infection pneumococcique ; en d'autres termes : l'époque d'apparition du triangle coïncide avec le moment où la maladie, d'abord généralisée, devient une pneumonie.

L'étude des images radioscopiques montre qu'il peut exister trois situations principales de l'ombre triangulaire dans le poumon, d'après le niveau où l'image se trouve — la base du triangle se confondant toujours sur une étendue variable avec le côté périphérique du poumon. On peut les nommer : positions haute, moyenne et basse. On pourrait également dire, mais peut-être avec moins d'élégance, en prenant pour point de repère la région qui se trouve en rapport avec la base du triangle, ou bien la partie du poumon qui correspond au triangle : position axillo-sus-claviculaire, lorsque la base correspondant en partie à l'aisselle dépasse en haut la clavicule ; position axillaire ; et position basale quand la base du triangle répond environ au tiers inférieur du poumon. Les positions haute et moyenne, axillo-sus-claviculaire et axillaire, sont de beaucoup les plus fréquentes ; et ceci s'explique, puisque l'hépatisation pneumonique du sommet est banale chez l'enfant.

De plus, la variété de triangle à base correspondant à l'aisselle et s'étendant en haut au-dessus de la clavicule, paraît être plus fréquente que la variété axillaire pure (11 fois pour 8). — Quand au côté le plus fréquemment atteint, c'est incontestablement le côté droit.

En somme, le triangle a surtout une position haute, affectant ordinairement le côté droit.

Dans cette situation, quels sont l'aspect, l'étendue de l'image triangulaire ?

On conçoit aisément que l'ombre triangulaire est quelque chose de très variable, comme l'hépatisation dont elle n'est que l'image, l'effet radioscopique. Cependant, il est possible de décrire quelques-unes des formes que cette image affecte dans différents cas.

Le plus fréquemment, on observe une ombre franche qui s'étale par sa large base sur une partie de la surface externe du poumon, tandis que son sommet, très obtus, est par suite très voisin de la base, autrement dit éloigné de la face médiastinale du poumon. Cette disposition est, nous le répétons, très fréquente, et comporte plus de la moitié des cas. Parfois, au contraire, le triangle présente une base étroite, et, comme si la surface d'hépatisation devait retrouver la même étendue que dans la disposition précédente, le sommet s'allonge en une pointe très fine qui s'approche du médiastin et qui l'atteint même dans la plupart des cas.

Entre ces deux dispositions qui se présentent aussi bien dans les cas d'hépatisation haute que dans ceux d'hépatisation moyenne ou basse, des dispositions intermédiaires peuvent se rencontrer ; nous n'insistons pas. Nous ajouterons seulement que, dans quelques cas assez rares, la figure n'est pas très régulière, le triangle est plus ou moins déformé : les côtés sont curvilignes, le sommet du triangle n'est plus un angle net, mais se trouve arrondi. Toutes ces déviations à la règle générale peuvent être multipliées, et cela se comprend puisque le triangle n'est qu'une forme passagère de l'hépatisation, qui se modifie quand celle-ci augmente ou diminue d'étendue.

Pour compléter cette description, et bien que cela ne présente qu'un intérêt de détail, nous indiquerons les différents aspects qu'au point de vue géométrique peut affecter le triangle.

Le plus grand nombre des figures représente des triangles rectangles, l'angle droit se trouvant au sommet interne du triangle (cas fréquent), ou bien à l'union de la base et du côté supérieur (le côté supérieur côtoyant la clavicule dans ces cas), ou plus rarement à l'union de la base et du côté inférieur. Comme fréquence, viennent ensuite les triangles équilatéraux, puis les isocèles (les deux côtés égaux étant le supérieur et l'inférieur).

En somme, la forme isocèle semble la plus commune, car tous les triangles équilatéraux sont à plus forte raison des isocèles ; et parmi les rectangles, il en est beaucoup d'isocèles.

Ainsi deux dispositions sont les plus fréquentes, ce sont :

1° Celle où la base est large et le sommet très obtus et voisin de la base.

2° Celle où le triangle a une base étroite avec un sommet très aigu avoisinant ou atteignant la face hilaire.

De plus, il s'agit, dans la majorité des cas, de triangles isocèles.

CHAPITRE II

Evolution du triangle. — Moments d'apparition et durée.

Le triangle peut être constaté à deux moments de l'évolution de la pneumococcie :

1° Pendant la période fébrile de la maladie, avant la défervescence : il est alors le foyer primitif de l'hépatisation pneumonique.

2° Dans un délai variable après la défervescence : ce deuxième triangle n'est que la réapparition du premier.

A sa naissance, le triangle se présente sous un des aspects que nous avons décrits dans le chapitre précédent. Il est très rarement donné de le surprendre tout à fait au début de son apparition ; on a pu cependant, une fois (Obs. IX), le saisir à son stade initial. A ce moment, c'est une ombre légèrement teintée, ayant déjà les contours d'un triangle, mais moins nets, moins francs que dans le cas du triangle typique (fig. 1).

La base, d'ailleurs, et nous verrons l'importance de cette constatation au chapitre suivant, se confond toujours, comme dans le cas de triangle parfaitement constitué, avec le côté périphérique du poumon atteint, sur une étendue variable. Puis la teinte de l'ombre se fonce, devient de plus en plus noire et le triangle apparaît bientôt nettement au sein de la clarté pulmonaire (fig. 2). L'image persiste telle quelques jours. L'extension de l'hépatisation se fait ensuite peu à peu aux parties voisines, les contours du triangle deviennent alors irréguliers, nuageux, l'ombre diffuse tout doucement à la façon d'une tache d'huile et le triangle disparaît. Assez rapidement les parties voisines sont envahies (c'est le sommet dans presque tous nos cas) ; et l'ombre persiste ainsi, couvrant tout un lobe, pendant quelques jours (fig. 3). La teinte de l'image s'affaiblit ensuite, l'ombre devient grisâtre en même temps qu'elle rétrocède peu à peu (fig. 4), laissant ainsi réapparaître la translucidité du parenchyme normal au niveau des parties secondairement envahies : un nouveau triangle, qui n'est que la réapparition du triangle primitif, est constitué (fig. 5). Il est destiné à disparaître dans un délai variable (fig. 6).

Parfois l'image triangulaire de retour apparaît plus foncée au milieu d'une ombre qui persiste quoique diminuée dans toute l'étendue du sommet ; dans ces cas, la teinte plus accentuée du triangle indique bien

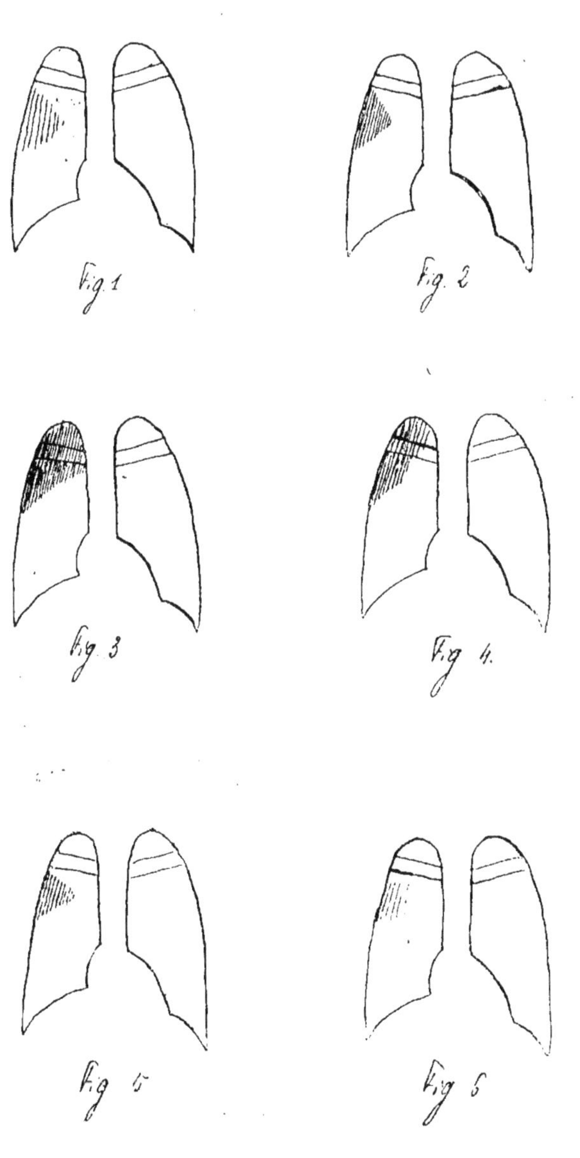
Fig. 1
Fig. 2
Fig. 3
Fig. 4.
Fig. 5
Fig. 6

un foyer d'hépatisation plus intense, maximum, d'où a diffusé l'hépatisation secondaire, moins prononcée et à résolution plus rapide.

Telle est, semble-t-il, l'évolution générale du triangle. Mais il n'en est pas toujours ainsi. Et tout d'abord, on ne voit pas toujours l'image triangulaire à deux périodes de la maladie, mais parfois seulement à l'une de ces deux périodes. Ceci, toutefois, est moins fréquent qu'on ne le pourrait penser, car il faut tenir compte, dans les cas où l'on n'a pas vu le triangle de début, de l'arrivée souvent trop tardive de l'enfant à l'hôpital, et dans les cas où le triangle terminal n'a pas été observé, du fait que les radioscopies n'ont pas été pratiquées suffisamment tard après la défervescence.

Et, en effet, le triangle terminal n'est-il pas apparu 6 jours (obs. XV), 7 jours (obs. III), 12 jours après la défervescence (obs. XII). De plus, il est des cas incontestables où l'apparition du triangle est réellement tardive, où il n'est possible d'observer le triangle primitif qu'après la défervescence, à une époque qui coïncide d'ordinaire avec l'apparition du triangle de retour ; et en effet, des radioscopies pratiquées antérieurement ne révèlent aucun foyer d'hépatisation, malgré des signes cliniques nets de pneumococcie : telle l'observation V, où 10 jours seulement après la défervescence, un triangle axillaire typique est apparu, la radioscopie ayant été négative 8 jours auparavant. D'autres fois, l'hépatisation initiale ne se montre pas sous l'aspect d'un triangle ; elle occupe sous une forme variable une partie quelconque du poumon ; puis, après la défervescence, apparaît un triangle terminal des plus nets. Dans l'obs. XII, par exemple, l'hépatisation se localise d'abord à la base gauche le 13 janvier, 3e jour de la maladie. Le 18 janvier, l'extension se fait à la partie moyenne du poumon ; le 8 février, 6 jours après la défervescence, l'ombre reste totale, mais paraît moins intense. Le 14 février, l'ombre a aux 3/4 disparu, il ne persiste plus qu'un triangle noir, isocèle, à large base axillaire et à sommet fortement obtus. Le 18 février, même image, mais nettement plus claire, le triangle est en voie de disparition ; le 26, l'image est pâle, le triangle disparaîtra sous peu.

Il est bien difficile de fixer maintenant l'époque précise du moment d'apparition, de la durée du triangle pour l'une ou l'autre période où on l'observe.

Pour ce qui concerne le triangle primitif, les malades étant, dans bien des cas, venus tardivement à l'hôpital, le plus souvent le triangle n'a été vu que vers la fin de la période fébrile, peu de jours avant la défervescence ou le jour même de la défervescence. Sur 16 cas où le triangle initial a été constaté, on l'a observé 6 fois la veille de la défervescence, 4 fois le jour et 2 fois l'avant-veille de la défervescence. Les 4 autres observations se rapportent à une apparition de l'image plus rapprochée du début de la maladie, le 2e, le 3e, le 5e et le 6e jour. Par conséquent, le triangle initial semble apparaître tardivement dans la majorité des cas. Sa durée est naturellement tout aussi difficile à apprécier que sa date d'apparition. Dans l'observation XI, le triangle a été vu le 3e jour de la maladie, et le 8e jour le sommet était envahi : il semble donc avoir persisté pendant une période de 4 à 6 jours. Cette durée a été parfois beaucoup plus courte : de 3 jours environ dans l'obs. II, de 2 jours à peine dans l'obs. VI.

Quant au triangle terminal, qui résulte, comme nous l'avons vu, de la régression de l'ombre secondaire, et qui n'est, nous l'avons dit, qu'une réapparition du premier triangle, son époque d'apparition est variable.

En général, voici ce qui se passe : le triangle primitif a été constaté 2 ou 3 jours avant la défervescence ; le jour de la défervescence, l'extension au sommet est faite, puis la régression s'effectue et le triangle terminal apparaît à la radioscopie 2 ou 3 jours après la défervescence. Sa présence est constatée 2 ou 3 jours en moyenne, puis tout disparaît. Telle est l'évolution constatée dans les observations VI, XI, XVI. D'autres fois, le triangle terminal a été constaté plus tardivement : 6 jours (obs. VIII et XV), ou 12 jours (obs. XII) et même 16 jours après la défervescence (obs. III). Sa durée, ordinairement de 2 ou 3 jours, peut être plus courte ou beaucoup plus longue ; elle a été, par exemple, de 12 jours au moins dans l'observation XII.

Pour terminer enfin, nous ferons remarquer qu'il est des cas où le triangle qu'on nommerait par erreur terminal, à cause de son apparition tardive, est cependant la manifestation primitive de la localisation de l'infection pneumococcique. Ainsi, dans l'obs. V, on pratique une première radioscopie 2 jours après la défervescence, le poumon est normal ; 8 jours après cet examen, c'est-à-dire le dixième jour qui suit la défervescence, on constate un triangle des plus nets.

Il existe aussi quelques cas où, au contraire, le triangle terminal n'apparaît pas : l'hépatisation a disparu avant d'arriver à ce stade : ainsi (obs. VII) un triangle initial est constaté le sixième jour de la maladie, à la veille de la défervescence ; le troisième jour qui suit la défervescence, un examen radioscopique pratiqué ne montre absolument rien d'anormal. De même (obs. XIV) un premier triangle est vu 3 jours avant la défervescence ; l'extension de l'hépatisation est faite le jour de la défervescence, l'image persiste telle pendant 13 jours, puis tout disparaît sans qu'on ait pu constater le triangle terminal.

L'hépatisation peut s'arrêter parfois au premier stade, et ne pas atteindre même la phase d'extension secondaire. Ainsi (obs. XVII) un premier triangle à base axillaire, constaté la veille de la défervescence, se présente en voie de disparition très nette 2 jours après la défervescence.

En résumé, le triangle d'hépatisation apparaît souvent deux fois au cours d'une même pneumonie ; dans ces cas, constaté avant la défervescence, il peut être dit primitif ; vu, au contraire, après la défervescence, il est terminal, à condition, bien entendu, qu'il ait été précédé d'un stade d'hépatisation antérieur.

Dans la moyenne des cas, l'apparition du premier triangle est tardive, elle est ordinairement constatée

1 ou 2 jours seulement avant la défervescence, et l'image dure 2 ou 3 jours. L'extension secondaire se fait ensuite, ordinairement le jour de la défervescence ; et dans les 2 ou 3 jours qui suivent la défervescence, on constate un second triangle qui peut persister 3 à 4 jours ou davantage.

L'évolution de l'image s'arrête parfois à l'un des premiers stades : l'extension secondaire (deuxième stade), peut manquer ; ou bien si cette extension est faite, l'ombre disparaît, la résolution a lieu sans que le triangle réapparaisse (troisième stade).

Enfin, l'hépatisation peut franchir l'un des deux premiers ou les deux premiers stades, et le triangle apparaître d'emblée, après la défervescence, comme localisation primitive de l'infection.

CHAPITRE III

Rapports du triangle avec les signes physiques.

Les signes physiques de la maladie coïncident généralement avec l'existence de l'image radioscopique et leur évolution est ordinairement parallèle.

Mais la localisation radioscopique primitive de la pneumococcie sous l'aspect d'un triangle à base périphérique, le plus souvent axillaire, suffit à faire comprendre toute l'importance des signes que l'on pourra percevoir dans l'aisselle. C'est là que, dès la formation du foyer d'hépatisation, alors qu'ailleurs on pourrait ne rien trouver d'anormal, c'est là, dans l'aisselle, qu'il faut rationnellement chercher à dépister les premiers signes physiques de la pneumonie ; et ceci s'explique bien, puisque c'est toujours à la périphérie du poumon que débute l'hépatisation, dans une zône répondant extérieurement à la ligne axillaire prolongée ou non. Plus tard, l'extension se faisant, les signes physiques pourront être constatés en avant ou en arrière, dans la région sous-claviculaire ou dans les fosses sus et sous-épineuses ; mais ils devront persister dans l'aisselle. Et quand le triangle de retour sera constaté, une fois la régression de l'hépatisation secondaire, c'est encore sur la paroi interne du creux axillaire, que l'on pourra entendre les râles de retour, indices de la résolution prochaine du foyer hépatisé.

Quant au défaut d'expansion de la région sous-claviculaire du côté malade (signe de M. Weil), dont la constatation est si fréquente dès la localisation pulmonaire de l'infection, l'existence du triangle ne fait qu'en accroître la valeur et contribue à l'expliquer, le triangle correspondant souvent, en effet, dans une grande partie de son étendue, à la région sous-claviculaire. Le foyer hépatisé, quand il est sous-jacent à la région sous-claviculaire, n'a été constaté, en effet, qu'exceptionnellement sans une diminution ou une abolition de l'expansion ; par contre, ce signe peut être observé alors que le foyer se trouve à la base (obs. XII).

Néanmoins la coexistence de l'image triangulaire, des signes axillaires, et de la diminution de l'expansion sous-claviculaire peut être considérée comme très fréquente : d'où son importance dans le diagnostic de la localisation pulmonaire de l'infection.

De l'importance de ces signes, de l'existence d'un

triangle à base périphérique comme foyer primitif de l'hépatisation, il résulte, naturellement, une opposition absolue à la théorie de la pneumonie centrale. La radioscopie (et elle s'accorde en cela, nous le verrons plus loin, avec l'anatomie pathologique), ne nous permet plus de croire à une hépatisation qui, du centre du poumon, gagnerait au bout d'un certain temps la périphérie ; elle nous montre, au contraire, dès le début, l'ombre d'hépatisation sous l'aspect d'un triangle à base périphérique. Et si l'apparition des signes physiques est souvent tardive, cela ne tient pas à la situation trop lointaine, centrale, du foyer malade, mais résulte de ce fait que l'infection est encore généralisée, hématique, et ne comporte par conséquent pas de signes physiques : ceux-ci apparaîtront dès la localisation pulmonaire de la pneumococcie, sous l'aspect du triangle étudié. Car, nous le répétons, la coïncidence des signes stéthoscopiques avec l'image triangulaire est la règle.

Cependant, dans certains cas peut-être exceptionnels (obs. XIX et XX), on peut constater des signes qui permettent de poser le diagnostic de pneumonie, alors que la radioscopie ne révèle aucune ombre anormale. Ces cas, nous semble-t-il, sont peut-être explicables par l'existence d'une congestion simple, donnant des signes physiques analogues à ceux de la pneumonie, mais ne laissant aucune trace à la radioscopie ; ou bien il se peut qu'il s'agisse d'une pneumonie restée au stade d'engouement, ne comportant pas de phase d'hépatisation, ni, par suite, d'ombre radioscopique.

CHAPITRE IV

Rapports du triangle avec les signes généraux et fonctionnels — Pronostic.

La pneumonie de l'enfant s'accompagne de signes généraux et fonctionnels variables, mais en général peu accentués, si bien que la maladie est, le plus souvent, chez lui, d'un pronostic assez bénin. Evidemment ici, comme dans toute autre infection, plusieurs facteurs doivent entrer en ligne de compte : le terrain, la virulence du microbe, l'extension plus ou moins grande et surtout plus ou moins rapide de l'hépatisation, etc... Mais l'attention mérite d'être attirée davantage sur un fait peut-être plus important, car, nous allons le voir, il retentit de la façon la plus nette sur l'évolution de la maladie : c'est l'époque de la localisation de l'infection.

M. le Professeur Weill a établi (Leçons inédites et

Précis de médecine infantile, 3e édition) que la gravité de la pneumonie pouvait se mesurer à la précocité de la localisation pulmonaire.

L'apparition tardive d'un foyer pneumonique coïncide avec une évolution bénigne ; au contraire, sa localisation dès les premiers jours indique une pneumonie sérieuse, calquée sur celle de l'adulte. C'est parce que la pneumonie est souvent, chez l'enfant, en retard sur les symptômes généraux qui relèvent de la pneumococcémie, que la pneumonie infantile est particulièrement bénigne. Cette formule s'applique d'ailleurs, d'après M. Weill, à toutes les septicémies médicales. L'étude radioscopique de la pneumonie confirme pleinement cette manière de voir.

Nous savons que l'apparition du triangle radioscopique coïncide avec l'époque où se localise la pneumococcie, nous avons signalé des cas tardifs et des cas précoces de cette localisation ; il est utile d'ajouter qu'elle peut ne pas avoir lieu, l'infection dans ces cas restant généralisée. Or l'évolution de la maladie est très variable suivant ces cas.

Le plus fréquemment, l'infection reste, pour un temps parfois assez long, à l'état de pneumococcie et ne devient une maladie pulmonaire que 5, 6, 7 jours après le début de la maladie, la veille, l'avant-veille, ou le jour même de la défervescence. L'enfant tolère bien le mal, son état général est peu ou pas altéré, la dyspnée légère, et l'on est étonné de voir que, malgré une température dépassant souvent 39°5, l'enfant reste parfois assez gai. Au moment où la localisation a lieu, la température subit parfois une légère ascension (excubation précritique), qui s'accompagne des signes critiques de la maladie. A ce moment un examen radioscopique pratiqué montre l'image triangulaire. Puis la défervescence a lieu, le lendemain, parfois, de cette constatation. L'enfant est guéri ; et cependant le foyer hépatisé, loin de disparaître, persiste et augmente même d'étendue ; mais les signes généraux manquent, et cette extension locale comporte toujours un pronostic bénin. Après quelques jours, la régression de l'ombre peut être constatée, et le triangle réapparaît. Cette évolution bénigne, qui caractérise dans la plupart des cas la pneumonie de l'enfant, suffit à expliquer l'arrivée souvent tardive des enfants à l'hôpital.

Elle est bien en rapport avec la localisation tardive de l'infection, car dans les cas de localisation précoce, plus rares chez l'enfant, il n'en est malheureusement pas ainsi ; le cours de la maladie est, en général, tout autre. Les signes généraux et fonctionnels sont bien plus intenses et témoignent de la gravité de l'infection. L'enfant est agité, délire fréquemment ; la dyspnée vive s'accompagne souvent de cyanose, et la température élevée présente parfois de grandes oscillations autour de 40° ou même de 41°. Ces signes, loin de disparaître vers le septième jour, persistent aussi marqués, et l'état de l'enfant se maintient grave. La défervescence ne se fait souvent pas, ou si elle a lieu, elle ne survient que tardivement (pneumonie à forme prolongée). Pendant l'évolution de la maladie, la radioscopie montre que l'hépatisation précoce, loin de disparaître de bonne heure, prend au contraire un aspect rapidement envahissant, et l'on constate son extension, soit dans une grande partie du poumon, soit même dans tout l'organe. Telle est l'évolution constatée dans l'observation II (local. le 3e jour), où l'état de l'enfant était si grave, que la mère, craignant une issue fatale, emportait son enfant au 16e jour de la maladie. Dans l'observation XII, l'infection se localisa au 2e jour de la maladie ; l'état de l'enfant fut aussi très alarmant, la température se maintint constamment au-dessus de 39° et 40°, mais l'enfant guérit après une longue maladie.

Dans l'observation XIII, la localisation était constatée cliniquement le jour même de la maladie et confirmée le lendemain à la radioscopie ; les signes généraux furent des plus graves et, comme dans l'observation II, l'enfant quittait l'hôpital dans un état des plus précaires.

Ainsi la localisation précoce de l'infection, qui est particulière à la pneumonie de l'adulte, comporte, chez l'enfant, des signes généraux graves ; mais il faut admettre quelques exceptions à cette règle. Ainsi, dans l'observation XI, la localisation était faite au deuxième jour de la maladie, et cependant les signes généraux et fonctionnels furent moins intenses que dans les cas ordinaires de localisation précoce, et la maladie ne dura que huit jours.

Le pronostic se déduit des considérations précédentes ; on peut dire qu'il en est de la pneumococcie comme de la typho-bacillose (M. Weill) :

a) Lorsque la localisation est tardive ou manque, la maladie comporte un pronostic bénin.

b) Si la localisation est précoce, le pronostic est en général grave.

CHAPITRE V

Diagnostic radioscopique.

Le diagnostic ne présente ordinairement pas de difficultés. En effet, quand le triangle est nettement constitué, une erreur n'est, pour ainsi dire, pas possible.

Peut-être, dans un stade ultérieur, lorsque l'ombre se déforme, diffuse vers les parties voisines, peut-on avoir, parfois, quelques hésitations :

a) L'image peut, par exemple, présenter quelque ressemblance avec celle d'une pleurésie interlobaire. Pour éviter la confusion, on tâchera de préciser sa situation par rapport à l'interlobe ; ce sera parfois très délicat, et le résultat ne sera jamais péremptoire. Par contre, l'évolution de l'image, variable dans les deux cas, sera d'un grand secours et tranchera les difficultés.

b) Un foyer caséeux peut également, dans certains cas, présenter un aspect sensiblement identique à celui d'un triangle déformé. Le diagnostic, ici encore, ne sera guère possible que par l'évolution de l'image : si, au centre de l'ombre, apparaît un foyer clair, on aura à faire à une caverne; un triangle de retour indiquera, au contraire, qu'il s'agit d'une pneumonie.

Une autre question se pose encore : s'il s'agit d'un triangle d'hépatisation, à quelle période de la maladie appartient-il ? Est-ce un triangle primitif ou un triangle de retour ? Pour résoudre cette question, la radioscopie, seule, ne sera d'aucun secours, les deux images ayant le même aspect, les mêmes caractères aux deux périodes. On s'adressera aux signes concomittants présentés par le malade ; la courbe thermique, surtout, indiquera assez nettement avec quelle période coïncide l'apparition du triangle. Mais il ne faudra pas croire, nous l'avons déjà dit, qu'un triangle peut toujours être dit « de retour » quand il apparaît après la défervescence, car même à cette période, l'image triangulaire est parfois le premier signe radioscopique de la localisation de la pneumococcie.

CHAPITRE VI

Pathogénie de l'ombre triangulaire.

Les faits avancés par M. Tripier (1) en donnent une explication qui paraît suffisante : « Lorsque la pneumonie est localisée au lobe supérieur, écrit cet auteur, c'est à la région postéro-inférieure de ce lobe qu'on la trouve, tandis que le sommet et le bord antérieur sont le siège d'un emphysème manifeste, seulement avec de l'engouement. » Or, il est facile de délimiter la région postéro-inférieure du lobe hépatisé ; il suffit pour cela de tracer une ligne depuis la partie postérieure du sommet à la partie antérieure et inférieure du lobe supérieur. Dans ces conditions, on obtient toujours une figure triangulaire ;

(1) Tripier. Etudes anatomo-cliniques (cœur, vaisseaux, poumons). Paris, Steinheil, 1909, page 291.

et il est aisé de comprendre qu'elle variera d'aspect et d'étendue suivant l'intensité de l'hépatisation.

On trouve également dans le même ouvrage un passage plus explicite encore : « Bien souvent, est-il écrit, on peut remarquer que l'hépatisation a une disposition conique, avec la base au niveau de la plèvre et le sommet vers le centre du lobe où les lésions sont moins intenses. » N'est-ce pas là une description anatomo-pathologique nette de notre triangle, avec sa base périphérique et son sommet plus ou moins rapproché du trile du poumon ? C'est, par suite, et au même titre que l'existence du triangle radioscopique, une constatation qui plaide aussi contre la théorie d'une pneumonie centrale. Nous avons vu déjà qu'il n'était jamais donné, à la radioscopie, d'observer une hépatisation débutant au centre du poumon, fait signalé pour la première fois par M. Lépine, alors qu'au contraire le triangle initial à base périphérique était fréquemment constaté ; l'anatomie pathologique s'accorde en cela avec la radioscopie, pour nous montrer un foyer primitif triangulaire à base externe, représentant le noyau principal, le centre de l'hépatisation d'où pourront diffuser secondairement des traînées plus légères qui auront disparu alors que le noyau principal persistera sous l'aspect du triangle de retour étudié.

Par conséquent, si les signes physiques manquent parfois assez longtemps au cours d'une pneumonie, si même ils n'apparaissent pas du tout, cela ne tient pas, nous le répétons, à une hépatisation centrale, lointaine, mais à ce fait que l'infection est généralisée, qu'il s'agit d'une pneumococcie, laquelle ne comporte, par définition, pas de signes locaux ; et dès que la localisation se fera sur le poumon (car elle peut, comme dans toute infection, se faire ailleurs), une image, très souvent d'aspect triangulaire, en sera le premier signe radioscopique.

Observations

OBSERVATION I.

Pneumonie de la base droite.

P... Maria, 5 ans 1/2, entrée le 25 juin 1909, sortie le 12 juillet 1909.

Début de l'affection le 20 juin, par des douleurs gastriques, des vomissements et de la fièvre.

A l'entrée $\Theta = 40°$, peu de dyspnée. Aucun foyer pneumonique. Râles diffus de bronchite aux bases.

28 juin. — On trouve un foyer soufflant sous l'aisselle droite avec des râles fins de temps à autre. Plus bas, sur la ligne axillaire, quelques râles éclatants de plus gros calibre. Les signes de bronchite diffuse se sont atténués.

Examen radioscopique. — On voit dans la région de la base droite un triangle à base périphérique étroit et à sommet touchant la face médiastinale du poumon.

L'enfant part guérie le 12 juillet.

OBSERVATION II.

Pneumonie du sommet gauche.

D... Marie, 4 ans 1/2, entrée le 15 mai 1909, sortie le 27 mai 1909.

Le début de l'affection remonte au 13 mai : il s'est manifesté par de la céphalée, de la fièvre, des douleurs abdominales et des vomissements. A l'entrée dyspnée vive (60 R.). Pouls à 140. Aux poumons, en avant et au sommet gauche, diminution de la sonorité avec râles sous-crépitants, sans souffle ; diminution légère de l'expansion sous-claviculaire. Rien à droite, sauf quelques râles diffus de bronchite. Température = 40°.

17 mai. — 1er *examen radioscopique* : Il existe à gauche un triangle des plus nets, à large base axillaire dépassant en haut la clavicule.

La température oscille autour de 40°.

18 mai. — 2e *examen radioscopique* : Même image que le 17, avec tendance à l'envahissement du sommet.

20 mai. — L'état général est grave, l'enfant est angoissé. La température oscille toujours autour de 40°. Il existe au sommet gauche, dans la fosse sous-épineuse, un foyer de râles fins sans souffle.

21 mai. — 3e *examen radioscopique* : Le poumon gauche est complètement envahi par une ombre encore peu foncée.

24 mai. — L'état général est très altéré, la malade est plaintive et présente un peu de cyanose ; elle a eu hier, pendant 3 minutes, une crise convulsive limitée à la face et aux membres supérieurs. Ni kernig, ni trépidation épileptoïde. La respiration est superficielle (72 R.); 140 P. Θ se maintient autour

de 40°. Dans la fosse sous-épineuse gauche, il existe un foyer soufflant avec râles sous crépitants au-dessous. Le sommet est mat.

25 mai. — Même état général grave. 60 R, 140 P. $\Theta = 40°4$. Le souffle et les râles sont perçus dans toute la hauteur du poumon gauche.

4e examen radioscopique : L'ombre qui a envahi tout le poumon gauche a augmenté d'intensité, elle est beaucoup plus noire que le 21.

26 mai. — Le même état persiste. Devant la gravité de l'état de l'enfant, sa mère l'emmène, craignant une issue fatale.

OBSERVATION III.

Pneumonie du sommet droit.

B... Alphonsine, 6 ans, entrée le 2 juin 1909, sortie le 30 juin 1909.

La petite malade se portait très bien, lorsque le 30 mai, elle eut des vomissements, un peu d'oppression et se mit à tousser ; en même temps la température montait à 40°3.

A l'entrée, la malade est abattue, a un peu de dyspnée, le pouls est à 150, mais assez bon ; la température est à 40°. Au sommet droit, on trouve une diminution de l'expansion sous-claviculaire et de la submatité ; l'auscultation révèle de nombreux râles crépitants avec un souffle tubaire aux deux temps. Rien à noter ailleurs.

3 juin. — *1er examen radioscopique* : Le lobe supérieur droit est entièrement noir. La température reste au-dessus de 40°.

22 juin. — 2e *examen radioscopique* : On voit un triangle sombre à large base axillaire et à sommet voisin du hile.

La défervescence a eu lieu le 6 juin.

23 juin. — L'auscultation du sommet droit révèle encore un léger souffle, sans râles.

30 juin. — L'enfant part guérie.

OBSERVATION IV.

Pneumonie du sommet droit.

G... Aimée, 12 ans, entrée le 18 mai 1909, sortie le 5 juin 1909.

Début de l'affection le 15 mai. Au retour de l'école, l'enfant a dû s'aliter ; elle avait des frissons, de la fièvre et de la céphalée. Le 16 mai, la fièvre continue, et la petite malade se met à vomir.

A l'entrée, la malade présente des signes d'infection : la langue est saburale, le pôle inférieur de la rate est perçu. La température est à 39°4, le pouls à 120. Rien aux poumons.

21 mai (jour de la défervescence, Θ : 36°4).

1er examen radioscopique : Au sommet droit, image triangulaire des plus nettes. Large base périphérique et sommet interne obtus.

25 mai. — 2e *examen radioscopique* : L'ombre plus pâle que le 21, présente une extension diffuse légère.

4 juin. — 3e *examen radioscopique* : L'extension continue, malgré une température normale.

5 juin. — L'enfant quitte le service en bon état.

OBSERVATION V.

Pneumonie du sommet droit.

M... Félicie, 3 ans 1/2, entrée le 14 mai 1909, sortie le 31 mai 1909.

Début de l'affection le 7 mai ; l'enfant a eu des frissons et des vomissements. Le 9 mai, des douleurs apparaissent dans le côté droit. Le 12 mai, la température est à 39°.

A l'entrée, l'enfant tousse un peu et transpire abondamment. La température est à 39°8. On trouve, à la partie moyenne du poumon droit quelques râles. Pas de défaut d'expansion sous-claviculaire.

17 mai. — La défervescence a eu lieu le 15 mai, lendemain de l'entrée à l'hôpital.

1er *examen radioscopique* : Les poumons sont clairs. Les râles ont disparu.

25 mai. — 2e *examen radioscopique* : On trouve, à droite et au sommet, un triangle à base axillo-sus-claviculaire.

La température est normale depuis 10 jours.

31 mai. — L'enfant part guérie.

OBSERVATION VI.

Pneumonie du sommet droit.

C... Augusta, 8 ans 1/2, entrée le 21 mai 1909, sortie le 14 juin 1909.

Le 15 mai, des douleurs violentes sont apparues d'un côté, et l'enfant a dû s'aliter. Elle délire un peu depuis le 19 mai.

A l'entrée, dyspnée légère. On trouve, au sommet droit, un souffle tubaire surtout respiratoire, et des râles sous-crépitants plus sombres au moment de la toux. Pas de défaut d'expansion sous-claviculaire. La température 40°5.

22 mai. — *1er examen radioscopique* : Il existe au sommet droit un triangle sombre à base externe et à sommet interne arrondi.

La température est à 39°6.

24 mai. — La défervescence s'est faite ce matin et, au sommet droit, on ne trouve plus que des râles fins sans souffle.

25 mai. — *2e examen radioscopique* : L'ombre s'est étendue, elle a envahi la presque totalité du sommet droit.

28 mai. — *3e examen radioscopique* : Le triangle est réapparu.

3 juin. — *4e examen radioscopique* : L'état des poumons est normal.

OBSERVATION VII.

Pneumonie du sommet droit.

A... Marcelle, 2 ans 1/2, entrée le 9 juillet 1906, sortie le 29 juillet 1906.

Fluxion de poitrine à l'âge de 2 ans, rougeole il y a 3 semaines. On amène l'enfant parce qu'elle tousse.

Elle n'a pas de dyspnée, mais la température est à 40°, le pouls à 120. Au sommet droit, on ne trouve rien d'anormal en arrière ; mais en avant on trouve de la submatité sous la clavicule. A gauche, il existe des râles muqueux dans toute l'étendue du poumon.

15 juillet. — 1er *examen radioscopique* : Au sommet droit, on voit un triangle axillaire dont le sommet aigu s'avance jusqu'à la face interne du poumon.

La température est de 38°2 le matin, 39°4 le soir.

La défervescence a lieu le 14 juillet.

17 juillet. — 2e *examen radioscopique* : L'état des poumons est normal.

29 juillet. — L'enfant part guérie.

OBSERVATION VIII.

Pneumonie du sommet droit.

D..., Marie, 2 ans 1/2, entrée le 26 mai 1907, sortie le 11 juin 1907.

L'enfant tombe malade le 20 mai ; elle tousse, a de la diarrhée et de la fièvre.

A l'entrée, l'enfant a le teint coloré, la langue saburrale. Le ventre est un peu ballonné. La toux est peu fréquente. Aux poumons, matité du sommet droit en avant et en arrière, avec vibrations un peu augmentées et diminution légère du murmure vésiculaire.

27 mai. — L'enfant a eu deux quintes coqueluchoïdes dans la nuit du 26 au 27. Aujourd'hui, il y a un foyer certain de pneumonie au sommet droit ; à ce niveau, on trouve en effet de la matité, une respiration obscure, quelques râles de bronchite mêlés de râles fins. Pas de souffle, pas de diminution de l'expansion sous-claviculaire.

28 mai. — 1er *examen radioscopique* (veille de la défervescence) : Image triangulaire à base axillaire et à sommet mousse, touchant le médiastin.

4 juin. — 2e *examen radioscopique* : Même image que le 28 mai, mais moins noire.

11 juin. — La malade part guérie.

OBSERVATION IX.

Pneumonie du sommet droit.

G... Lucie, 2 ans 1/2, entrée le 23 avril 1907, sortie le 2 mai 1907.

L'enfant a eu la rougeole en 1906, elle tousse assez fréquemment depuis. Le 19 avril, la toux devient plus marquée, en même temps que la fièvre apparaît.

Depuis son entrée, l'enfant est très prostrée ; mais a peu de dyspnée. On trouve un peu de matité dans la fosse sous-épineuse droite, mais pas de modification du murmure vésiculaire. Température = 39°5.

24 avril. — 1er *examen radioscopique* : On constate à droite une ébauche de triangle axillaire ; l'ombre est peu teintée, les contours de l'image sont encore peu nets.

25 avril. — 2e *examen radioscopique* : Le triangle est nettement constitué et très sombre.

La défervescence a eu lieu aujourd'hui.

2 mai. — L'enfant part guérie.

OBSERVATION X.

Pneumonie du sommet gauche.

G... Marie, 4 ans, entrée le 27 décembre 1906, sortie le 10 février 1907.

Rougeole à 1 an, peut-être coqueluche ensuite. Depuis tousse un peu. Le 21 décembre, l'enfant se trouvant mal à l'aise s'est alitée. Le 23 décembre, épistaxis légère.

A l'entrée la température est à 39°3. Dans la nuit du 27 au 28, l'enfant est très agitée et les sueurs abondantes. Le 28 au matin, la température est à 40°1, 48 R. Le ventre est ballonné, la langue saburrale. Au sommet, à gauche et en arrière, on constate de la matité, et un souffle respiratoire sans râles ; en avant, l'expansion sous-claviculaire est diminuée, et on trouve aussi de la matité et un souffle.

28 décembre. — *1er examen radioscopique* : On voit à gauche un triangle axillaire très sombre à large base dépassant la clavicule.

29 décembre. — Les signes sont les mêmes que le 28, en avant ; en arrière, on n'entend plus le souffle.

30 décembre. — La température est tombée à 36°8, mais la toux est toujours fréquente.

2e examen radioscopique : L'image est sensiblement la même que le 28.

1er janvier. — La température est remontée hier soir à 40°6 et elle se maintient au-dessus de 40°. L'enfant est agitée, a de la dyspnée (60 R.) ; le pouls est à 140. On ne trouve à l'auscultation que quelques sibilances.

2 janvier. — Ce matin, la défervescence semble avoir eu lieu, car la température est à 36°.

3e examen radioscopique : L'ombre triangulaire a persisté, mais elle est devenue pâle et semble avoir tendance à disparaître.

4 janvier. — La température remonte depuis hier : l'enfant a une otite gauche.

5 janvier. — *4e examen radioscopique* : Il existe maintenant à la base gauche, un peu d'opacité. Une ponction pleurale est négative.

8 janvier. — 5e *examen radioscopique* : L'ombre de la base gauche est en voie de disparition.

La température est normale depuis le 6 janvier.

14 janvier. — 6e *examen radioscopique* : L'état des poumons est normal.

OBSERVATION XI.

Pneumonie du sommet droit.

G... Rose, 11 ans, entrée le 30 novembre 1906, sortie le 23 décembre 1906.

Le 28 novembre, la petite malade s'est plaint de céphalée ; puis elle a eu des frissons et un point de côté à droite. Le lendemain elle a eu plusieurs vomissements.

A l'entrée, la malade est abattue et se plaint de son point de côté sous le sein droit. Au sommet droit, l'auscultation ne révèle qu'un peu d'obscurité du murmure vésiculaire, sans râles ni souffle ; l'expansion sous-claviculaire est très diminuée. La température est à 40°4, le pouls à 136.

1er décembre. — Aujourd'hui on trouve, dans la fosse sous-épineuse droite, un foyer pneumonique net avec matité, souffle interne, râles crépitants et exagération des vibrations locales. En avant, sous la clavicule droite, immobilité, matité, obscurité respiratoire, sans souffle.

1er examen radioscopique : Un triangle isocèle, à base axillaire, est constaté à droite.

2 décembre. — L'enfant a toujours de la céphalée et son point de côté ; la température est à 39°8.

Mêmes signes stémioscopiques que le 1er décembre.

3 décembre. — 2e *examen radioscopique* : L'image triangulaire est absolument noire.

6 décembre. — *3e examen radioscopique :* L'ombre a envahi toute la moitié supérieure du poumon droit.

La défervescence s'est faite, la température est à 37° le matin.

8 décembre. — *4e examen radioscopique :* Le triangle est réapparu.

20 décembre. — *5e examen radioscopique* : La teinte du triangle s'efface.

23 décembre. — L'enfant part guérie.

OBSERVATION XII.

Pneumonie gauche.

G... Marie, 3 ans, entrée le 11 janvier 1908, sortie le 11 mai 1908.

Depuis le 10 janvier, l'enfant tousse et a de la fièvre ; la respiration est également difficile.

A l'entrée, enfant pâle, un peu grognon, se plaint d'un point de côté abdominal à gauche. A l'inspection, on note une diminution très nette de l'expansion sous-claviculaire à gauche. A la base, du même côté, submatité et souffle tubaire net, avec de temps en temps quelques gros bruits ressemblant à des frottements. Pas de râles fins. $\Theta = 39°$.

13 janvier. — *1er examen radioscopique :* On constate à la base gauche une ombre à concavité supérieure qui s'élève jusque vers la partie moyenne du poumon.

16 janvier. — Le souffle a disparu à la base gauche, et on perçoit des râles de retour. Mais au sommet gauche, on trouve en avant de la submatité et un souffle tubaire sans râles.

18 janvier. — *2e examen radioscopique :* L'ombre a passé de la base à la partie moyenne du poumon gauche.

4

22 janvier. — *3° examen radioscopique* : L'ombre qui persiste à la partie moyenne s'est étendue au sommet.

25 janvier. — Il existe un souffle et des râles dans toute la hauteur du poumon gauche. La dyspnée est très intense avec jeu des ailes du nez ; l'enfant est agitée, angoissée, et d'une pâleur extrême. La température se maintient au-dessus de 39°. Le pouls est à 160.

4e examen radioscopique : Tout le poumon gauche est sombre.

3 février. — La température est normale depuis hier ; le souffle et les râles persistent dans tout le poumon gauche.

5° examen radioscopique : L'ombre totale du poumon gauche s'éclaircit un peu.

8 février. — Il existe des râles de retour dans tout le poumon gauche et un souffle à la partie moyenne. L'enfant va bien.

6e examen radioscopique : Même image que le 3.

14 février. — *7e examen radioscopique* : Un triangle isocèle à large base axillaire, est apparu au-dessous de la clavicule gauche.

26 février. — *8e examen radioscopique* : L'image triangulaire persiste, mais ses contours tendent à s'effacer.

14 mars. — *9e examen radioscopique* : Le poumon est clair.

OBSERVATION XIII.

Pneumonie double des bases.

P... Eugénie, 5 ans, entrée le 20 novembre 1906, sortie le 28 novembre 1906.

Le début de la maladie s'est fait le jour de l'entrée, l'enfant a eu 3 vomissements et la température s'est élevée brusquement à 40°.

A l'examen, on constate à la base gauche de l'obscurité respiratoire avec de la matité. Pas de modifications de l'expansion sous-claviculaire.

21 novembre. — *1er examen radioscopique :* On voit une languette sombre à la base gauche et le diaphragme est immobile de ce côté.

23 novembre. — On note à la base gauche un peu de matité ; à la partie moyenne, souffle avec quelques râles. A la base droite, respiration obscure, expiration soufflante et râles fins.

2e examen radioscopique : L'ombre de la base gauche est devenue plus claire ; il existe maintenant à la base droite une petite image triangulaire.

24 novembre. — *3e examen radioscopique :* La bande sombre de la base gauche a disparu. Le triangle persiste à la base droite.

26 novembre. — L'état général est très altéré, l'enfant a le teint plombé ; la dyspnée est vive (72 R.) ; 180 pulsations cardiaques. La température reste à 40°. Il existe aux 2 bases un foyer mat, soufflant, avec râles.

28 novembre. — Les signes de pneumonie double persistent, et la température qui semble cependant en voie de décroissance, est encore à 38°8. Les parents, craignant une issue fatale, emmènent leur enfant.

OBSERVATION XIV.

Pneumonie du sommet droit.

R... Madeleine, 9 ans, entrée le 23 juin 1906, sortie le 23 juillet 1906.

L'affection a débuté brusquement le 19 juin par des frissons, de la céphalée, un point de côté droit, et plusieurs vomissements.

A l'entrée, toux fréquente, peu de dyspnée. Aux poumons, dans la fosse sus-épineuse droite, submatité et exagération des vibrations ; ni souffle ni râles. En avant, submatité sous la clavicule et défaut d'expansion, ni souffle, ni râles. Rien dans l'aisselle.

25 juin. — *1er examen radioscopique :* A droite il existe un triangle axillaire à base étroite et à sommet aigu s'avançant jusqu'au hile.

25 juin. — Dans la fosse sus-épineuse droite, on trouve des râles secs et un souffle expiratoire léger.

28 juin. — *2e examen radioscopique :* Extension de l'ombre au sommet.

29 juin. — La défervescence a eu lieu ; le souffle et les râles persistent au sommet droit. Toujours peu d'expansion sous-claviculaire.

3e examen radioscopique : Même image que le 28.

13 juillet. — 8 examens radioscopiques pratiqués depuis le 29 juin ont montré la persistance de l'ombre au sommet.

Aujourd'hui, le sommet est clair.

OBSERVATION XV.

Pneumonie du sommet droit.

C... Henriette, 2 ans 1/2, entrée le 19 avril 1907, sortie le 2 mai 1907.

Début de l'affection, le 15 avril 1907, par de la céphalée, des vomissements et de la fièvre.

A l'entrée, enfant prostrée, toux rare, pas de dyspnée. Au poumon droit on trouve de la matité du sommet en avant et en arrière. Ni souffle, ni râles. Température : 39°2. 116 pulsations cardiaques.

20 avril. — Diminution très nette de l'expansion sous-claviculaire. Souffle très intense sous la clavicule.

1er examen radioscopique (veille de la défervescence) : Ombre totale du sommet droit.

24 avril. — *2e examen radioscopique :* L'ombre constatée au sommet droit devient plus claire.

27 avril. — *3e examen radioscopique :* Un triangle axillaire isocèle est constaté.

30 avril. — *4e examen radioscopique :* L'état des poumons est normal.

OBSERVATION XVI.

Pneumonie du sommet droit.

T... Lucie, 5 ans 1/2, entrée le 3 février 1910, sortie le 4 mars 1910.

Le 30 janvier, l'enfant se plaint d'un point de côté survenu brusquement à droite, et se met à tousser.

A l'entrée, l'enfant est abattue, la langue est saburrale. Rien d'anormal du côté des poumons. Température : 40°.

4 février. — *1er examen radioscopique :* Il existe à droite un triangle à base axillaire des plus nets.

5 février. — *2e examen radioscopique* (jour de la défervescence) : L'ombre tend à s'étendre au sommet. Matité en arrière dans toute la moitié supérieure du poumon droit, pas de signes à l'auscultation.

7 février. — *3e examen radioscopique :* L'ombre a régressé ;

elle a aujourd'hui l'aspect d'une mince bande périphérique, présentant du côté médiastinal et vers sa partie moyenne, une pointe légère ; c'est en somme un triangle à côtés curvilignes.

12 février. — *4e examen radioscopique :* Etat des poumons normal.

OBSERVATION XXII.

Pneumonie du sommet droit.

C... Emma, 3 ans 1/2, entrée le 19 décembre 1909, sortie le 13 janvier 1910.

Dans la nuit du 18 au 19 décembre, l'enfant est réveillée brusquement par un point de côté droit.

A l'entrée, la température atteint 40°7, l'enfant est abattue, souffre de la tête; le point de côté a disparu. Le pouls est à 140°. Aux poumons, simplement quelques sibilances des deux côtés.

28 décembre. — *1er examen radioscopique (*veille de la défervescence) : Triangle axillaire très net à droite.

29 décembre. — Au sommet droit, diminution du murmure vésiculaire et respiration un peu soufflante. Pas de râle, même après la toux.

30 décembre (lendemain de la défervescence). — *2e examen radioscopique :* Le triangle sombre s'éclaircit.

13 janvier. — La respiration est normale, l'enfant va bien.

OBSERVATION XVIII.

Pneumonie du sommet droit.

D... Marie, 4 ans, entrée le 9 novembre 1909, sortie le 29 novembre 1909.

Le 1er novembre, l'enfant a présenté du coryza. Le 2, elle se plaint de la tête, et présente de la fièvre. Cet état persiste jusqu'au 8 novembre, puis un point de côté survient à droite.

A l'entrée, l'enfant souffre de la tête, la température atteint 40°2 ; 50 respirations, pouls à 120. Aux poumons, on trouve de la submatité du sommet droit en avant et en arrière ; l'auscultation ne révèle en avant, qu'un peu de diminution du murmure vésiculaire, en arrière, dans la fosse sus-épineuse, on constate un souffle surtout expiratoire avec quelques râles.

10 novembre. — Mêmes signes qu'à l'entrée.

1er examen radioscopique : On voit à droite un triangle à base axillaire étroite et à sommet assez voisin du hile.

12 novembre. — Les mêmes signes persistent.

2e examen radioscopique : L'image triangulaire a gardé le même aspect qu'au 1er examen.

16 novembre (jour de la défervescence). — Le souffle s'entend dans les fosses sus et sous-épineuses.

3e examen radioscopique : Tout le sommet est envahi par l'ombre radioscopique.

17 novembre. — Mêmes signes physiques que le 16. L'enfant se trouve bien.

20 novembre. — *4e examen radioscopique :* Le sommet s'éclaircit.

Le souffle et les râles persistent ainsi que la submatité.

27 novembre. — 5ᵉ *examen radioscopique :* Le sommet est complètement clair.

29 novembre. — L'enfant part guérie.

OBSERVATION XIX.

Pneumonie de la base gauche (sans image radioscopique).

B... Thérèse, 11 ans 1/2, entrée le 27 mai 1908, sortie le 4 août 1908.

Est amenée à l'hôpital parce qu'elle tousse depuis quelques jours.

A l'entrée, bon état général. La toux est fréquente sans caractères particuliers. Température $= 37°8$. A la base du poumon gauche, en arrière, nombreux râles muqueux. Vers la partie moyenne, expiration légèrement soufflante.

1er juin. — On constate à la base gauche de la submatité et les vibrations sont abolies. Ni égophonie, ni flot. Une ponction pleurale est négative.

Examen radioscopique : Pas d'opacité à la base gauche, malgré un foyer très sensible à l'auscultation (M. Weill) ; on observe seulement un peu d'immobilité du diaphragme de ce côté.

4 août. — La malade reste dans le service jusqu'à cette date, la température n'a jamais dépassé 37°9.

OBSERVATION XX.

Pneumonie de la base gauche (sans image radioscopique).

M... Claudia, 19 mois, entrée le 24 juin 1909, sortie le 2 juillet 1909.

Le 14 juin, l'enfant a présenté du coryza, et depuis ce moment, elle est restée fiévreuse. Le 19 juin, elle s'est mise à tousser, et la toux augmente depuis ; elle a eu deux vomissements.

A l'entrée, température = 40°, pouls à 160 ; la dyspnée est légère (44 R.). A la base gauche, en arrière, on constate de la matité avec quelques râles sous-crépitants et un léger souffle.

26 juin. — *1er examen radioscopique* : L'état des poumons est normal.

29 juin. — La température oscille un peu autour de 38°5 depuis le 26 juin. Les signes stéthoscopiques n'existent plus ; l'état général est bon.

2e examen radioscopique : Clarté pulmonaire normale.

2 juillet. — Depuis le 29 juin, la température n'a pas dépassé 37°6.

L'enfant part guérie.

CONCLUSIONS

I. — Le triangle radioscopique est très fréquent au cours de la pneumonie, chez l'enfant, et probablement aussi chez l'adulte.

II. — Il peut affecter trois situations principales, d'après le niveau pulmonaire où on l'observe : haute, moyenne, basse ; la position haute est la plus fréquente chez l'enfant.

La base du triangle est toujours périphérique ; elle est le plus souvent large, et le sommet du triangle peut être plus ou moins voisin de la partie médiastinale du poumon.

La plupart des triangles sont isocèles.

III. — A. L'image triangulaire peut apparaître à deux moments de la maladie :

1° Comme manifestation primitive de la localisation pulmonaire de l'infection :

a) Dans la plupart des cas tardivement, l'avant-veille, la veille, ou le jour de la défervescence ;

b) Dans quelques cas, de façon précoce, le deuxième ou le troisième jour de la maladie.

2° Comme triangle de retour (ce n'est que la réapparition de la première image) :

a) Deux ou trois jours après la défervescence, dans la majorité des cas ;

b) Dix, douze, seize jours après la défervescence, dans quelques cas plus rares.

Ces deux phases sont séparées par période intermédiaire, pendant laquelle l'ombre triangulaire s'étend et disparaît, pour réapparaître ensuite.

La durée de chaque phase est variable, mais peut être évaluée approximativement de deux à six jours.

B. Parfois l'évolution de l'image est incomplète :

1° Elle s'arrête au premier ou au deuxième stade : on ne constate alors que le triangle primitif, seul ou suivi de l'ombre de diffusion secondaire ;

2° Elle échappe ou fait défaut pendant l'un des deux premiers stades : le triangle n'est alors constaté qu'après la défervescence, pour la première fois.

IV. — Les signes physiques de la pneumonie évoluent, d'ordinaire, parallèlement à l'image :

1° L'existence du triangle, à base périphérique, le plus souvent axillaire, indique toute l'importance des signes perçus dans l'aisselle, dès le moment de la localisation ;

2° Elle s'oppose à la théorie de la pneumonie centrale et centrifuge ;

3° La coïncidence du défaut d'expansion sous-claviculaire (signe de M. Weill) avec l'hépatisation pneumonique s'explique bien par l'existence du triangle sous-jacent.

V. — A. Les signes généraux et fonctionnels sont variables en intensité, suivant l'époque où apparaît le triangle initial :

1° Si l'infection reste généralisée, sans localisation, ces signes sont très atténués durant toute la maladie, qui n'est pas une pneumonie, mais une pneumococcémie ;

2° Si la localisation est tardive, la maladie est encore bien tolérée, quoique les signes généraux et fonctionnels soient plus accentués que dans le premier cas ;

3° La localisation est précoce : les signes généraux et fonctionnels sont très marqués.

B. — Le pronostic se déduit des considérations précédentes :

1° Si la localisation est tardive ou manque, la maladie est ordinairement bénigne (il en est ainsi chez l'enfant, dans la plupart des cas). — (Weill) ;

2° Dans les cas de localisation précoce (rares chez l'enfant, ordinaires chez l'adulte), le pronostic est le plus souvent grave (Weill).

C. — Quant au triangle terminal, il est l'indice de la résolution de la maladie.

VI. — Le diagnostic radioscopique est le plus souvent facile.

VII. — La forme triangulaire qu'affecte l'hépatisation à deux périodes de son évolution trouve son explication dans les faits anatomo-pathologiques.

TABLE DES MATIÈRES

www.ingramcontent.com/pod-product-compliance
Ingram Content Group UK Ltd.
Pitfield, Milton Keynes, MK11 3LW, UK
UKHW020417230726
13925UKWH00004B/1482